Ayuno intermitente para las mujeres

La mejor guía para principiantes sobre la pérdida rápida de peso, la quema de grasa y una vida más larga y saludable.

Por *Jennifer Louissa*

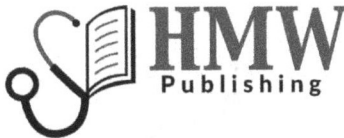

HMW Publishing

Para obtener más libros visite:

HMWPublishing.com

Consigua otro libro gratis

Quiero darle las gracias por comprar este libro y ofrecerle otro libro (largo y valioso como este libro), "Errores de salud y de entrenamiento físico que no sabe que está cometiendo", completamente gratis.

Visite el enlace siguiente para registrarse y recibirlo: www.hmwpublishing.com/gift

En este libro, voy a desglosar los errores más comunes de salud y de entrenamiento físico que probablemente usted esté cometiendo en este momento, y le revelaré cómo puede llegar fácilmente a la mejor forma de su vida.

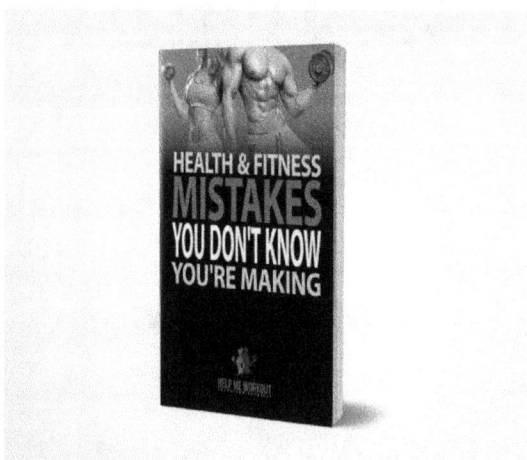

Además de este valioso regalo, también tendrá la oportunidad de obtener nuestros nuevos libros de forma gratuita, participar en sorteos y recibir otros correos electrónicos de mi parte. De nuevo, visite el enlace para registrarse: **www.hmwpublishing.com/gift**

TABLA DE CONTENIDOS

Introducción   **10**

¿Qué es el ayuno intermitente?   **12**

¿Quién PUEDE HACER el ayuno intermitente?   15

¿Quién NO PUEDE HACER el ayuno intermitente?   16

1. Está por debajo de su peso.   16

2. Usted está embarazada.   17

3. Está amamantando.   18

4. Usted es menor de 18 años.   18

Capítulo 1: Comprender el ayuno intermitente 20

La ciencia detrás del ayuno intermitente   21

1. Eleva tus niveles de cortisol.   24

2. Puede obsesionarse malsanamente con la comida.   24

3. Usted puede terminar dependiendo demasiado del café. 25

4. Usted puede desarrollar intolerancia a los alimentos y riesgo de inflamación.   26

5. Usted puede desarrollar trastornos alimenticios.   27

Ayuno Intermitente: Hombres VS Mujeres   28

Capítulo 2: Efectos positivos del ayuno intermitente   **31**

Ayuno intermitente y hormonas   31

Ayuno intermitente y resistencia a la insulina   32

Ayuno intermitente y mejor metabolismo   34

Ayuno intermitente y longevidad 35

Ayuno intermitente y piel más sana 36

Ayuno intermitente y pérdida de peso 37

Capítulo 3: Métodos de ayuno intermitente para las mujeres **39**

Ayuno intermitente para mujeres: Resultados a esperar 39

1. Mejor metabolismo. 39

2. Bajando unos kilos. 40

3. Piel húmeda y más sana. 41

4. Reducir el riesgo de diabetes. 41

5. Disminuir el riesgo de enfermedades cardiovasculares. 42

El método Crescendo 43

El método 16/8 45

La dieta 5:2 47

El protocolo de 24 horas 49

El ayuno del día alterno 51

La Dieta del Guerrero 52

La omisión espontánea de comidas 54

Capítulo 4: Ayuno intermitente y conciencia corporal **57**

Escuchar al cuerpo y sus necesidades 57

1. No descuide su nutrición. 58

2. Facilidad en el método. 59

3. Manténgase hidratado.   60

Capítulo 5: Sus elecciones de alimentos y el ayuno intermitente **63**

El derecho a la alimentación   64

1. Agua   65

2. Granos integrales   66

3. Aguacates   66

4. Pescado   67

5. Alimentos ricos en fibra   68

6. Frioles y Legumbres   69

7. Huevos   69

8. Tuercas   70

9. Bayas   71

10. Alimentos ricos en probióticos   72

Alimentos que se deben evitar   72

1. Arroz Blanco   73

2. Alimentos fritos   74

3. Bebidas carbonatadas   75

4. Café   75

5. Alimentos grasos   76

6. Azúcar refinado   76

7. Harina Blanca   77

8. Alimentos en conserva   78

9. Comidas Saladas   79

10. Productos Lácteos   79

Cómo programar las comidas: Ayuno intermitente para principiantes   81

    1. Plan para principiantes   82

    2. Plan Intermedio   83

    3. Plan Intermedio Alto   85

    4. Plan Avanzado   87

Capítulo 6: Recetas de muestra para el ayuno intermitente   **89**

Desayuno   89

    1. Tostadas con semillas de chía, mantequilla de maní y plátano   89

    2. Tostada de huevo y aguacate   91

    3. Batido de yogur, plátano y bayas   93

Almuerzo   95

    1. Frijoles negros y burrito de aguacate   95

    2. Sándwich de pollo y queso   97

    3. Ensalada de jardín y mezcla de pasta   98

Bocadillos   100

    1. Zanahoria y papas fritas a la parmesana   100

    2. Envoltura de verduras   103

    3. Magdalena de plátano con relleno de Nutella   105

Cena   108

    1. Pimientos rellenos   108

    2. Salmón asado con especias y coliflor   111

3. Cerdo clásico con verduras 114

Capítulo 7: Ejercicio y ayuno intermitente 116

El valor del ejercicio 116

Cómo hacer ejercicio de manera segura durante el ayuno intermitente 119

1. Mantenga sus ejercicios cardiovasculares en un nivel bajo cuando ayune. 119

2. Intensifique el ejercicio sólo durante la ventana de comida o los días de no ayuno. 120

3. Disfrute de la proteína magra para retener sus músculos. 121

4. Coma bocadillos antes y después de un entrenamiento. 122

Capítulo 8: Cómo proteger su dieta 124

Cómo comenzar el ayuno intermitente 124

1. Consulte primero a su médico. 124

3. Mantenga las cosas simples y fáciles. 125

4. El tiempo depende de usted. 126

5. Está bien cometer un error. 127

Consejos y trucos para tener éxito en el ayuno intermitente 127

1. ¿Renunciar? 128

2. El agua es su aliada. 129

8

3. Café negro o té.   129

4. Manténgase ocupada   130

6. Coma sabiamente.   131

7. Disminuya sus expectativas.   131

8. Escuche a su cuerpo.   132

Cómo escribir un plan de dieta y seguirlo   132

1. Mantenga las cosas en lo personal.   133

2. Elija el método correcto.   134

3. Establezca un límite de calorías.   134

4. Carga de nutrientes.   135

5. las cosas simples y fáciles.   135

6. Planifique las comidas de antemano.   136

7. Confirmar.   137

Lidiando con los Obstáculos Comunes de la Dieta   137

1. Salir a comer con la familia o los amigos   138

2. Amor por la comida   139

3. Falta de compromiso   139

4. Ocasiones y eventos   140

5. Demasiado estrés   140

6. El cuerpo ideal   141

7. Finanzas limitadas   141

8. Falta de tiempo   142

Conclusión   **143**

Sobre el Co-Autor   **144**

9

10

Introducción

Este libro, *Ayuno Intermitente para Mujeres*, tiene información útil y práctica que le ayudará a comenzar con el ayuno intermitente que está especialmente adaptado a sus necesidades femeninas.

Es realmente una gran molestia para las mujeres concentrarse en perder peso, especialmente para aquellas que están ocupadas con el trabajo y la familia. Esto se debe a que la mayor parte de la rutina de la dieta se basa en el recuento de las calorías que usted come y es una molestia registrar y contar cada uno de los alimentos que come sólo para que pueda estar seguro de que no está comiendo más allá de su límite de calorías.

Aquí es donde entra el ayuno intermitente. Con este tipo de método de dieta, no tiene que preocuparse demasiado por lo que come porque el método se centra más en "cuándo" come y no en "qué" come. El número de personas que han encontrado el éxito en este método está aumentando y si quiere ser una de esas personas, entonces este libro le ayudará. Este es el propósito de este libro: dar a las mujeres, como usted, un recurso de información sobre cómo comenzar con el ayuno intermitente.

Los hombres y las mujeres tienen diferentes necesidades dietéticas. El ayuno intermitente específico que está hecho a la medida de un hombre puede no funcionar tan bien como debería en las mujeres. Aquí es donde entra en juego este libro. Aquí encontrará información útil y práctica que le ayudará a comenzar el viaje de ayuno intermitente que se adapta a las especificaciones de mujeres como usted.

¿Qué es el ayuno intermitente?

Hay muchas modas en las dietas y tendencias de salud que la gente prueba hoy en día. La opción más nueva, y quizás la más inusual y efectiva, es el ayuno intermitente. Entonces, ¿qué es lo que hace que el ayuno intermitente destaque de los otros regímenes de dieta? Bueno, para empezar, el ayuno intermitente no es una cuestión de "qué" sino de "cuándo".

El ayuno intermitente es más un patrón de alimentación que un esquema de dieta. La pérdida de peso es sólo uno de los grandes efectos secundarios. Esencialmente, con el ayuno intermitente, usted circula entre comer y ayunar. No hay un límite específico de lo que se puede comer, sino que se centra más en el momento en que se debe comer. Hay muchos métodos de ayuno intermitente. Estos métodos varían de acuerdo a la duración del ciclo de ayuno. Estos ciclos dividen la semana, o el día, en horas de comida y ayuno. Para las mujeres, se recomienda que el ciclo entre comer y ayunar no sea demasiado empinado porque el cuerpo femenino es más reacio a los cambios que los hombres. Un ayuno de 14 horas y un ciclo de alimentación de 10 horas es un buen comienzo para las mujeres, mientras que los hombres pueden comenzar con un ciclo un poco más largo como el 16/8.

Lo que hace que este método sea interesante es que aprovecha el núcleo mismo de los hábitos alimenticios humanos. Una persona regular "ayuna" durante el sueño, lo que significa que no hay ingesta de alimento. El ayuno intermitente simplemente extiende esa duración del ayuno. También hay personas que, debido a sus agitados horarios, se saltan el desayuno o el almuerzo y se limitan a picar bocadillos en el medio. Esto ya está en ayunas. Por ejemplo, si se salta el desayuno, come la primera comida del día en el almuerzo y la cena como el último sustento, ya está renunciando a 16 horas de comer y restringiendo su consumo en una ventana de 8 horas. Este tipo de omisión de comidas es parte del protocolo 16/8 de ayuno intermitente.

Los humanos han estado ayunando durante años. Algunos pueden hacerlo por motivos religiosos o para conservar un recurso limitado. Cuando están enfermos, los humanos ayunan instintivamente para evitar altercados posteriores. El ayuno es un proceso natural que el cuerpo conoce bien. Hay sólo algunos casos en los que el cuerpo necesita adaptarse primero, especialmente si la persona no está acostumbrada a ayunar durante mucho tiempo. Pero una vez que el cuerpo se adapte, el ayuno será más fácil.

¿Para quién es el ayuno intermitente?

Muchas mujeres siguen preguntando, ¿es efectivo el ayuno intermitente? Y si es así, ¿es para mí? ¿Puedo hacer ayunos intermitentes sin repercusiones perjudiciales?

¿Quién PUEDE HACER el ayuno intermitente?

Bueno, en general, cualquiera puede ayunar de forma intermitente. Si usted no está sufriendo de ninguna enfermedad que requiera que usted mantenga o sostenga muchos nutrientes o que no se le permita sufrir ninguna fluctuación en el peso, entonces el ayuno intermitente puede ser una cosa para usted.

Sin embargo, es posible que se necesite más precaución y supervisión para las personas que tienen diabetes mellitus (tipo 1 y 2), que toman medicamentos recetados o que tienen ácido úrico o gota altos. Si usted está sufriendo o está haciendo alguna de esas cosas, entonces se recomienda que consulte primero con su médico para saber si puede ayunar de forma intermitente.

¿Quién NO PUEDE HACER el ayuno intermitente?

Incluso cuando el ayuno intermitente es para cualquiera que pueda hacerlo, también existen algunas limitaciones. No puede ayunar intermitentemente si:

1. Está por debajo de su peso.

Estar por debajo de su peso es una de las razones por las que no debe ayunar. Un IMC inferior a 18,5 se considera generalmente bajo peşo tanto para hombres como para mujeres. Sin embargo, los hombres tienen un porcentaje de grasa más bajo que las mujeres, por lo que la proporción de grasa del 14-17% se sigue considerando normal, mientras que la proporción es menor que el peso insuficiente. Las mujeres necesitan alrededor del 21-33% de grasa para ajustarse a la proporción de peso normal. Con este requisito de porcentaje ligeramente más alto que el de los hombres, si usted cae en la categoría de bajo peso, perder aún más peso sólo empeorará las cosas para usted. En cambio, concéntrese más en aumentar su peso a la normalidad que en ayunar para perder aún más.

2. Usted está embarazada.

Si está embarazada, no puede permitirse perder esos nutrientes porque los necesitará para mantenerse a sí misma y a su hijo. Si realmente planea ayunar de forma intermitente, asegúrese de hacerlo después de haber dado a luz y con la aprobación de su médico.

3. Está amamantando.

Cuando usted está amamantando o amamantando a su hijo, no puede hacer ayunos intermitentes. Su hijo necesita todos los nutrientes y vitaminas que le ayuden a crecer y desarrollarse, y obtiene los nutrientes de la lactancia materna. Si usted está haciendo ayuno intermitente mientras amamanta a su bebé, esto puede afectar la calidad y cantidad de nutrientes disponibles para él/ella.

4. Usted es menor de 18 años.

No importa cuánto quiera perder peso mientras sea adolescente, el ayuno intermitente no es recomendable para usted. Necesita tanta nutrición para crecer y el ayuno intermitente lo reduce. Puede dificultar su crecimiento. Espere unos años más, o al menos hasta que cumpla 18, y consulte a los adultos si realmente desea hacerlo.

Capítulo 1: Comprender el ayuno intermitente

Al igual que todas las modas de la dieta, el ayuno intermitente no es inmune a las dudas y preguntas de los expertos en salud y de los clientes por igual. Algunos se preguntan si las afirmaciones que rodean el ayuno intermitente tienen realmente una base científica o son sólo rumores. Estas preguntas surgen porque la gente ha comenzado a reunir pensamientos opuestos sobre el método. Incluso cuando el método surgió por primera vez con orígenes respaldados por la ciencia legítima, los detalles se vuelven exagerados en el momento en que alcanza la popularidad de la corriente dominante. Esto es lo que está sucediendo con el ayuno intermitente ahora. Incluso cuando la idea está respaldada por pruebas científicas, debido al creciente número de afirmaciones injustificadas, el concepto ha recibido buenas y malas respuestas. Bueno, este libro ayudará a aclarar los conceptos erróneos.

La ciencia detrás del ayuno intermitente

El ayuno intermitente se basa en la idea de que el ayuno ayuda a promover una mejor salud. Esta idea está respaldada por numerosos estudios y pruebas que se han llevado a cabo durante años. Según estos estudios, se sabe que el ayuno mejora el bienestar de una persona, como la reducción del impacto del estrés, la mejora de la memoria, la mejora de la salud cardiovascular, la pérdida de peso y mucho más.

Mark Mattson, investigador principal del Instituto Nacional sobre el Envejecimiento de los Estados Unidos bajo el Instituto Nacional de Salud, exploró los beneficios del ayuno intermitente y reunió evidencia significativa para la afirmación. Las investigaciones realizadas se centraron en el efecto del ayuno intermitente sobre las neuronas y la salud cerebral, la pérdida de peso y los marcadores de estrés. Los resultados de estos estudios muestran una mejora significativa en los casos de los participantes. Estos hallazgos también fueron apoyados por más estudios con el mismo enfoque y más [1, 2, 3].

Cada vez se realizan más estudios para consolidar los beneficios del ayuno intermitente para la salud humana. Sin embargo, se siguen tomando precauciones para promover las estrategias legítimas que caen bajo el sistema para asegurar que aquellos que planean seguir la tendencia terminen siguiendo algo auténtico y no sólo un desvanecimiento inventado por aquellos que quieren entrar en el tren de la fama.[1]

Comprender los riesgos del ayuno intermitente

Es importante tener en cuenta que, por mucho que el ayuno intermitente se haya convertido en beneficioso, todavía existen riesgos que las mujeres, como usted, deben tener en cuenta. Estos riesgos pueden o no ocurrirle a usted a medida que procede con el ayuno, pero nunca es malo considerarlos. El conocimiento de estos riesgos le ayudará a tener cuidado al ayunar intermitentemente.

---

[1] Collier, R. (2013). El ayuno intermitente: la ciencia de ir sin él.

[2] Barnosky, A. R., Hoddy, K. K., Unterman, T. G., & Varady, K. A. (2014). Intermitent ayuno vs restricción calórica diaria para la prevención de la diabetes tipo 2: una revisión de los hallazgos en humanos. *Translational Research, 164*(4), 302-311.

[3] Rudman, D., Feller, A. G., Nagraj, H. S., Gergans, G. A., Lalitha, P. Y., Goldberg, A. F., ... y Mattson, D. E. (1990). Efectos de la hormona de crecimiento humano en hombres mayores de 60 años. *New England Journal of Medicine, 323*(1), 1-6.

1. Eleva tus niveles de cortisol.

Cuando usted hace ayuno intermitente, está instando a su cuerpo a que lo obligue a utilizar la grasa como la principal fuente de energía. Esto induce estrés a su cuerpo y a medida que el proceso se vuelve más estresante, el nivel de la hormona del estrés, el cortisol, también aumenta. Si esta elevación del cortisol persiste, puede tener efectos negativos como la ruptura de los músculos y el aumento de la grasa.

2. Puede obsesionarse malsanamente con la comida.

Al principio, cuando usted entra en ayuno intermitente, su principal objetivo es probablemente perder peso y mejorar su salud general. Sin embargo, a medida que usted progresa con su ayuno, puede eventualmente desarrollar una obsesión poco saludable con la comida. No comer comida per se, sino pensar en ello. A medida que vea que sus amigos toman sus deliciosos almuerzos o desayunos, su hambre terminará por llevarse a planificar qué comidas tomar que le mantendrán lleno y no renunciarán al ayuno, ni siquiera pensarán en saltarse. Su mente se llena de comida debido al hambre que no se dará cuenta de que ya se ha olvidado de ese archivo que su jefe necesita o de esa cita que tiene que concertar. Todo lo demás ocupa el segundo lugar como acumulador de comida.

3. Usted puede terminar dependiendo demasiado del café.

El café es la bebida ideal para aquellos que están demasiado ocupados para conseguir la comida adecuada. El café puede sostenerle durante horas sin comer. A medida que bebe más y más café, puede obtener un respiro temporal y apoyo para continuar ayunando. Sin embargo, a medida que continúa con esta rutina, puede terminar desarrollando una dependencia del café, y eso se vuelve insalubre. Demasiado café puede interrumpir su ciclo de sueño, lo que puede causar ansiedad, incluso depresión. Para aquellos que ya están sufriendo de estas condiciones, esto puede ser un error fatal. También puede aumentar la producción de cortisol que puede elevar su nivel de azúcar y desarrollar resistencia a la insulina.

4. Usted puede desarrollar intolerancia a los alimentos y riesgo de inflamación.

Su cuerpo está acostumbrado a tomar comidas regulares. Cuando ayuna, está esencialmente interrumpiendo la rutina a la que su cuerpo está acostumbrado. Con esta interrupción, su cuerpo necesitará ajustarse y, en esta transición, usted experimentará antojos de comida. Para satisfacer estos antojos, usted terminará comiendo más. Usted no estará satisfecha con sólo una rebanada de pizza o un dulce sino que puede terminar comiendo más junto con productos reactivos como alimentos con gluten, productos lácteos y más. Este ataque abrupto de alimentos reactivos puede resultar en pérdidas intestinales, intolerancia a los alimentos o inflamación .

5. Usted puede desarrollar trastornos alimenticios.

Tal vez el mayor riesgo que el ayuno intermitente puede producir es el desarrollo de los trastornos alimentarios. Debido a que el ayuno intermitente la llevará a saltarse comidas seguidas, la próxima vez que coma, puede terminar comiendo en su próxima comida.

Este patrón continuo de comer y no comer puede transformarse en un trastorno alimentario como la bulimia, la anorexia nerviosa y otros trastornos alimentarios. Para aquellos que ya sufren de trastornos alimentarios, esto puede ser un error fatal.

Ayuno Intermitente: Hombres VS Mujeres

Los hombres y las mujeres tienen respuestas diferentes cuando se trata de cambios en el estilo de vida, especialmente patrones de alimentación o dietas específicas. Generalmente, los hombres tienen la mejor adaptabilidad a estos cambios que las mujeres, esto se debe a que los efectos de estos cambios tardan un tiempo en hacer efecto y para el momento en que entran en vigor, el cuerpo ya se ha adaptado. Para las mujeres, los efectos de estos cambios varían. Algunas mujeres pueden pasar por los cambios provocados por el ayuno intermitente sin nada más que un pequeño episodio de molestias, generalmente durante los primeros dos días. Después de eso, es como si nada hubiera pasado y se quedaran con los cuerpos con los que soñaron. Sin embargo, también hay algunos que terminan con más pérdidas que ganancias. Algunas mujeres no pueden adaptarse fácilmente al cambio, por lo que terminan desarrollando problemas suprarrenales, problemas de embarazo, problemas hormonales y más.

Esta es la razón principal por la que, como mujer, si desea ayunar, es mejor empezar con períodos cortos primero y trabajar su camino hacia arriba para construir lenta y gradualmente su cuerpo. Ayunar durante 12 horas y comer dentro de las 12 horas es un buen comienzo. Usted puede subir el ciclo a 14/10 después de unas pocas semanas. Los hombres pueden comenzar con un ciclo de

14/10 o 16/8 y ascender desde allí, ya que el cuerpo masculino se adapta más rápidamente a los cambios repentinos que los cuerpos femeninos.

También se recomienda que para contrarrestar los efectos de las comidas omitidas, las comidas que se toman durante las horas de comer deben ser densas en nutrientes y no sólo una bolsa de basura. Algunos ejemplos son el agua, el café negro, las bebidas no calóricas, el plátano, las semillas y nueces, los granos enteros y más. Masticar o beber estas golosinas durante la ventana de ayuno le ayudará a frenar su hambre. También es altamente recomendable ser cauteloso al proceder con sus planes. Evite el ayuno durante demasiado tiempo, ya que puede afectar el equilibrio hormonal y los aspectos relacionados.

Capítulo 2: Efectos positivos del ayuno intermitente

El ayuno intermitente afecta muchos aspectos del cuerpo. Sin embargo, los objetivos principales se centran en el equilibrio hormonal, un mejor metabolismo, la longevidad, y más. A continuación se presentan los 6 principales beneficiarios del ayuno intermitente:

Ayuno intermitente y hormonas

Muchos escépticos han cuestionado el impacto del ayuno intermitente en el equilibrio hormonal. Hay algunos que se centran en el impacto negativo del ayuno en el equilibrio hormonal de las mujeres, mientras que otros se centran más en los efectos curativos y equilibrantes del método.

Curiosamente, el ayuno afecta más a las hormonas femeninas que a las masculinas. La investigación ha descubierto que cuando se hace correctamente, el ayuno puede estimular la kisspeptina, proteína utilizada para la comunicación entre las neuronas, del cuerpo, que es esencial en el mantenimiento de la GnRH. También se sabe que el ayuno aumenta la secreción de la hormona del crecimiento que puede hacer maravillas a los músculos, tejidos y más.

Ayuno intermitente y resistencia a la insulina

Es importante tener en cuenta que el ayuno intermitente es un paquete de ejercicios para todo el cuerpo. Otro beneficio que puede aportar es su impacto en la reducción de los niveles de insulina, así como en la resistencia a la insulina. Algunas veces, se presentan problemas cuando el cuerpo no responde a la insulina producida, lo que lleva a que se presente resistencia a la insulina.

La insulina es liberada por el páncreas y viaja por el cuerpo a través del torrente sanguíneo. Las células del cuerpo leen la señal de la insulina para utilizar el azúcar en la sangre. Si se produce resistencia a la insulina, el cuerpo se negará a leer la señal emitida por la insulina y provocará la acumulación de azúcar en la sangre como resultado de la diabetes. El ayuno puede ayudar a controlar la cantidad de azúcar en la sangre al estimular la producción de insulina y la sensibilidad del cuerpo a la proteína, minimizando la posibilidad de desarrollar resistencia a la insulina.

Ayuno intermitente y mejor metabolismo

La investigación descubrió que el ayuno intermitente es realmente beneficioso para el metabolismo de una persona. El ayuno intermitente ayuda a quemar la grasa del cuerpo sin poner en peligro la masa corporal magra. La mayoría de las modas de la dieta promueven la quema de grasa para perder peso. Sin embargo, junto con el proceso, también se pierde masa corporal magra.

El ayuno intermitente asegura que haya la menor cantidad posible de masa corporal magra que se pierde mientras se convierte la grasa para ser más activo metabólicamente y quemar mejor más calorías.

Ayuno intermitente y longevidad

Durante siglos, la gente ha estudiado diferentes métodos para aumentar la esperanza de vida. Se han creado muchas vitaminas y otros suplementos para aumentar la vitalidad de las células y ayudar al cuerpo a soportar más tiempo. Las personas se han centrado tanto en los medicamentos que se han olvidado de considerar la manera muy simple y menos costosa de aumentar la longevidad a través del ayuno intermitente.

Según estudios recientes, el ayuno intermitente puede, de hecho, aumentar la vida de una persona. El ayuno intermitente altera las actividades de las redes mitocondriales dentro de las células que pueden retardar el envejecimiento celular y aumentar su vida útil. A través del ayuno, estas redes mitocondriales se someten a una dieta restringida que promueve la homeostasis. Para adaptar la restricción, las células aumentan la plasticidad de las partes fusionadas y fragmentadas de la red. Con la preservación de la homeostasis de estas redes, la longevidad y la salud de las células aumentan.

Ayuno intermitente y piel más sana

En el mundo de hoy, las mujeres a menudo se exaltan cuando hay nuevas tendencias que les pueden dar una piel más joven y saludable. Esto se debe a que una piel sana y brillante a menudo refleja juventud y belleza.

El ayuno intermitente puede ayudarle a mejorar la salud de su piel. Cuando usted le da a su cuerpo un descanso para relajarse de digerir los alimentos y desintoxicarse, en realidad previene que los granos y el acné estallen. El ayuno puede ayudar al cuerpo a concentrarse en limpiarse a sí mismo en lugar de digerir y procesar los alimentos. A través de la limpieza, las células muertas son removidas y la producción de nuevas células es aumentada, dándole una piel más fresca y más joven.

Ayuno intermitente y pérdida de peso

Esencialmente, cuando ayuna, está consumiendo menos calorías de lo normal. Debido a que el cuerpo recibe menos calorías, utilizará la grasa almacenada en su cuerpo como fuente de energía. A medida que su cuerpo quema esa grasa para obtener energía, eventualmente perderá peso.

El ayuno intermitente ayuda a aumentar el nivel de HGH en su cuerpo, así como la insulina. La hormona de crecimiento humano (HGH) ayuda a aumentar la capacidad de quemar grasa de su cuerpo para aprovechar mejor la energía de sus grasas almacenadas.

Esto también es cierto para la insulina. El ayuno puede ayudar a controlar el nivel de insulina en la sangre. La insulina ayuda a su cuerpo a perder el exceso de grasa y a evitar que vuelva. Cuando usted come alimentos con carbohidratos procesados como pasta, pan, arroz y similares, sus niveles de insulina aumentan repentinamente y luego vuelven a caer. Para mantenerse al día con estos cambios repentinos, su cuerpo mantendrá los alimentos que come como grasa en lugar de usarlos como energía. El ayuno elimina este problema.

Capítulo 3: Métodos de ayuno intermitente para las mujeres

Ayuno intermitente para mujeres: Resultados a esperar

Las mujeres que se someten a ayunos intermitentes pueden experimentar diferentes beneficios y resultados. Sin embargo, cuando se hace correctamente, aquí están algunos de los resultados del ayuno intermitente que usted puede esperar:

1. Mejor metabolismo.

Cuando usted hace ayuno intermitente correctamente, una de las cosas que puede esperar como gran resultado es un mejor metabolismo. Sin embargo, es importante tener en cuenta que el ayuno puede ser un comodín cuando se trata de aumentar o ralentizar el metabolismo. Si se salta las comidas durante demasiado tiempo, su cuerpo se adaptará al hambre prolongada retrasando su metabolismo. Pero, si usted ayuna sólo por períodos cortos, como con el ayuno intermitente, su cuerpo se adaptará aumentando su metabolismo.

2. Bajando unos kilos.

El ayuno puede llevar a una pérdida de peso significativa si se hace correctamente. Tenga cuidado al intentar perder peso exclusivamente con ayunos intermitentes. Si su objetivo principal del ayuno es perder peso y usted termina en una meseta de peso después del período de ayuno, usted se está preparando para la decepción. Por lo tanto, en lugar de tratar de perder peso, trate de mejorar su bienestar general. A medida que avance para estar más saludable, la pérdida de peso será más fácil para usted.

3. Piel húmeda y más sana.

Otro resultado que puede esperar del ayuno intermitente es una piel más sana. El ayuno intermitente ayuda a su cuerpo a limpiarse. Uno de los mejores efectos secundarios es que las células muertas se limpian y dejan células más jóvenes y saludables para la piel. Con una piel más sana, puedes evitar el acné y los brotes de granos.

4. Reducir el riesgo de diabetes.

La disminución de los riesgos de desarrollar diabetes es otro resultado que puede esperar del ayuno. Cuando ayuna, está disminuyendo la cantidad de calorías que ingiere. Debido a que la mayoría de las calorías que usted toma provienen de azúcares y carbohidratos procesados, comer regularmente estos alimentos puede aumentar su riesgo de desarrollar diabetes. Sin embargo, al reducir la ingesta de dichos alimentos, se reducen los riesgos de diabetes.

5. Disminuir el riesgo de enfermedades cardiovasculares.

Cuando usted pierde peso debido al ayuno intermitente, significa que su cuerpo ha quemado el exceso de grasa que está almacenado en sus arterias, células, etc. Estas grasas son las principales razones por las que usted puede estar en riesgo de desarrollar enfermedades cardiovasculares. Sin embargo, con ellos fuera, sus posibilidades de desarrollar tales enfermedades disminuyen significativamente.

Aunque el ayuno intermitente es un concepto muy difundido, todavía existen algunas variaciones en la forma en que las personas lo aplican en su vida diaria.

Estas variaciones se basan en varios factores, principalmente en la variación del tiempo de ayuno y de alimentación. Algunos de los métodos más populares que existen hoy en día son:

El método Crescendo

En comparación con los hombres, las mujeres son más sensibles a las fluctuaciones del hambre. Por lo tanto, no se recomienda ayunar durante una semana entera sin descanso. Para hacer frente a esta necesidad, sin dejar de ser capaz de aplicar ayunos intermitentes es el objetivo principal del ayuno creciente.

Como uno de los métodos más populares del racimo, el ayuno crescendo se hace eligiendo días no consecutivos de la semana como días de ayuno y los otros días no consecutivos como días normales de comida. Las horas de ayuno son también de 12 a 16 horas y no más.

Esencialmente, con un crescendo, puede elegir entre dos o tres días no consecutivos para ayunar de 12 a 16 horas. Los días de intervalo restantes, comerá normalmente. Por ejemplo, usted elige ayunar todos los martes, jueves y sábados durante 14 horas. Usted puede dejar de comer a las 6 PM y reanudar una rutina de alimentación regular a las 8 AM. En la otra mitad de los días, usted reanuda su rutina alimenticia normal.

Cuando ayuna con el crescendo, puede ayunar por períodos más cortos, lo que le ayudará a perder esas calorías extra. Además, usted no tiene que preocuparse de que su cambio repentino en el hábito alimenticio afecte sus hormonas y cause cambios desfavorables.

El método 16/8

Como su nombre lo indica, el método 16/8 implica un ciclo de ayuno de 16 horas a 8 horas. Esto significa que usted reserva 16 horas de su día como tiempo de ayuno y usted sólo restringirá su tiempo de comer a 8 horas. Por ejemplo, usted puede ayunar comenzando a las 6 PM, el lunes y comer su primera comida a las 10 AM, el martes.

Las horas pueden ser largas, pero dentro de las 16 horas de ayuno, usted puede consumir té, café negro, agua con gas, refrescos dietéticos y otras bebidas similares. Después de este tiempo de ayuno, puede comer lo que quiera durante 8 horas.

Sin embargo, es importante tener en cuenta que el método 16/8 no es un tipo de ayuno progresivo, a diferencia del crescendo. Por lo tanto, usted puede hacer esto todos los días de la semana. Aunque potencialmente puede darle resultados más visibles cuando se trata de perder peso, también existe un mayor riesgo de que su cuerpo no pueda ajustarse rápidamente, lo que puede afectar sus hormonas, causando retraso en la menstruación, etc.

Este tipo de patrón de alimentación también puede ser más difícil de mantener y necesita compromiso, por lo que se recomienda sobre todo para aquellas personas que están acostumbradas a saltarse las comidas durante largos periodos de tiempo. Se trata en su mayoría de mujeres que están tan ocupadas en el trabajo, que por lo general llegan demasiado tarde, que renuncian a la comida para dormir. El cuerpo ya se ha acostumbrado a la rutina y se ha adaptado, lo que hace que el método 16/8 no sea tan descabellado.

La dieta 5:2

A algunas personas no les gusta mucho observar las horas en que se supone que deben dejar de comer y cuándo deben volver a comer. Algunos están más atentos a los días. Por lo tanto, las personas que hacen ayuno intermitente se sumergen en el patrón de dieta 5:2.

En la dieta 5:2, en lugar de preocuparse por las horas, en realidad está preocupándose por los días. En este método, usted tiene 5 días de la semana en los que come normalmente. Los dos días restantes, ayuna. Sin embargo, no significa que cuando ayuna en estos días, no coma nada. No, simplemente, usted come alrededor de un cuarto de lo que come normalmente. Se aconseja a las mujeres que no consuman más de 500 calorías y a los hombres que consuman 600 calorías durante todo el día. Por lo tanto, se recomienda comer verduras, pescados, huevos y otros alimentos con la mayor capacidad de saciar el hambre pero con la menor cantidad de calorías.

También se recomienda elegir días de ayuno no consecutivos, es decir, puede comer normalmente los lunes, martes, jueves y viernes, y ayunar los miércoles y sábados. Esto es para que le dé a su cuerpo un descanso entre comer y ayunar.

En este método, usted no tendrá que preocuparse por las horas en que no come. Piense en comer menos en los días de ayuno que elija. Usted está perdiendo calorías adicionales sin detener su régimen alimenticio, simplemente bajando un poco el tono.

El protocolo de 24 horas

Esencialmente, como lo que el nombre del método implica, si decide aplicar este método, pasará 24 horas ayunando. Este método también se conoce como el método de comer rápido. Este método de ayuno intermitente cubre la asignación de uno o dos días a la semana para ayunar durante 24 horas. Puede ser que usted coma su última comida a las 8 PM el martes y complemente su estómago por el resto del tiempo con café negro, agua o té. Usted entonces, coma su próxima comida el miércoles a las 8 PM. Luego puede repetir esto el sábado por la noche como su última hora para comer y el domingo por la noche para tener su primera comida después de ayunar.

Algunas personas comen una comida pesada al comienzo de su ayuno de 24 horas y terminan su ayuno con un simple bocadillo. Realmente no hay ninguna especificación sobre cómo comenzar o terminar su ayuno de 24 horas. Lo importante aquí es que usted alcance las 24 horas. Sólo recuerde que dentro de estas 24 horas de no comer, sentirá hambre y que dentro de este tiempo, debe comprometerse a tomar bebidas sin calorías (el agua es lo mejor). También puede tomar de 2 a 3 tazas de té o café negro.

Este método no se recomienda para aquellas personas que no pueden sobrevivir un día sin ningún alimento sólido. También se aconseja que empiece su ayuno de 24 horas durante sus horas ocupadas, como el almuerzo de trabajo o las horas de trabajo, donde realmente no puede pensar en comida porque está ocupado trabajando.

El ayuno del día alterno

El método de ayuno diario alternativo también se conoce popularmente como la dieta *UpDayDayDownDay Diet*, y como su nombre lo indica, significa que usted alterna entre ayunar y comer. Los días que usted come normalmente son sus días de subida mientras que los días que ayuna son sus días de bajada. Sus días de "subida" pueden ser el primero, tercero, quinto y séptimo día o la semana, mientras que sus días de "bajada" pueden ser el segundo, cuarto y sexto día. Durante sus días de subida, usted come normalmente sin cambios en sus comidas. Pero en sus días de bajada, puede comer sólo una cuarta parte o menos de lo que come normalmente.

Sin embargo, también hay quienes hacen un ayuno completo en los días de bajada, lo que significa que no hay comida en absoluto, sólo agua, té o café negro. Ahora, aunque éste es factible, no es aconsejable para las mujeres que aún son nuevas en el ayuno intermitente. Esto se debe a que no consumir alimentos durante tres días a la semana puede tener repercusiones en la salud, especialmente en las hormonas sensibles.

Por lo tanto, si desea probar este método de ayuno, es mejor que siga comiendo en sus días de bajada. Sólo asegúrese de mantenerlos por debajo de 400 o 500 calorías.

La Dieta del Guerrero

El concepto de la Dieta del Guerrero se remonta a los regímenes alimenticios de los guerreros. Los guerreros de antaño pasaban la mayor parte del día entrenando. Sólo comían y descansaban después del entrenamiento, por la noche. El entrenamiento solía durar la mayor parte de las 20 horas y las 4 horas restantes se dedicaban a descansar y comer.

Aplicado hoy en día, este método se centra en comer menos de lo necesario y en promover el consumo nocturno. La comida se hace por la noche porque profundiza en la naturaleza de las personas como comedores nocturnos. Sin embargo, esto no significa que a lo largo de las 20 horas de ayuno, no se le permita consumir nada. Usted puede comer frutas frescas, verduras y bebidas no calóricas. Estas comidas en ayunas son para maximizar la respuesta de "pelear o escapar" del sistema nervioso para aumentar la energía, mejorar el metabolismo y promover el estado de alerta durante el día.

Cuando el ayuno termina, se aconseja que para la única comida pesada que usted comerá dentro de la ventana de 4 horas, usted priorice comer vegetales, proteínas y grasa. Si todavía no está lo suficientemente lleno después de la comida, ese es el único momento en que puede comer carbohidratos. Esta alimentación limitada ayudará a estimular la digestión, relajar y calmar el cuerpo, y ayudar a sanar de las actividades agotadoras del día.

La omisión espontánea de comidas

Si usted es alguien que no está interesado en seguir ninguna rutina, entonces los otros métodos pueden no ser para usted. Sin embargo, eso no significa que no pueda hacer ayunos intermitentes. En realidad no es necesario seguir un ciclo fijo de ayuno para poder ayunar de forma intermitente. Simplemente saltando algunas comidas de vez en cuando, usted todavía está haciendo algo de ayuno.

Siempre y cuando no sea tan intensiva como los otros métodos, la omisión espontánea de comidas puede dar buenos resultados. Si no está realmente preparado para desayunar en cualquier día, puede saltarse esa comida y comer una comida saludable para el almuerzo y la cena. Lo bueno de la omisión espontánea es que ayuna cuando quiere. Esto es bueno para aquellos que están demasiado ocupados en el trabajo que involuntariamente se olvidan de comer. Si realmente no tiene hambre, entonces no tiene ninguna razón para comer, a menos que esté siguiendo una rutina médica estricta.

Incluso puede optar por saltarse dos comidas al día, por lo general desayuno y cena, especialmente si tiene un horario muy agitado para el día.

Cualquiera que sea el método de ayuno intermitente que le guste, sólo asegúrese de que sea el que mejor funcione para usted. No se recomienda que se apresure a utilizar ningún método sin pensarlo e incluso que consulte a expertos si necesita más apoyo. Recuerde que antes de participar en cualquier régimen de ayuno intermitente, su salud y bienestar general siempre deben ser lo primero.

Capítulo 4: Ayuno intermitente y conciencia corporal

Es importante que para las mujeres, como usted, el ayuno intermitente no se haga de manera abrupta y caprichosa. Si decide ayunar de forma intermitente, debe estar seguro de que está dispuesta a comprometerse y estar preparada para afrontar los cambios, tanto buenos como malos. Esta es la razón por la cual usted debe aprender y considerar sus objetivos personales, metas, estado físico y otros factores importantes primero.

Escuchar al cuerpo y sus necesidades

Algunas mujeres que se entregan al ayuno intermitente lo hacen al azar. Lo hacen para lograr su objetivo, principalmente para perder peso. Lo hacen a pesar de los gritos y las señales de advertencia de su cuerpo, lo cual no debería ser el caso. Recuerde, antes de decidirse a realizar cualquier actividad que pueda tener un efecto significativo en su cuerpo, siempre dé prioridad a su salud. ¿De qué sirve conseguir el cuerpo de playa perfecto cuando acaba sufriendo? Por lo tanto, siempre tenga en cuenta su salud primero.

Ahora, hay muchas cosas que su cuerpo necesita que usted debe lograr sin dejar de ser capaz de ayunar intermitentemente. Estas son las principales preocupaciones:

1. No descuide su nutrición.

Cuando usted practica el ayuno intermitente, es normal que elimine algunas calorías. Sin embargo, eso no significa que también reduzca la nutrición. Hay muchas maneras de aumentar la pérdida de calorías comiendo comidas saludables llenas de verduras, frutas, carnes magras y bebidas no calóricas en las comidas. No sacrifique la nutrición por la pérdida de peso. Usted todavía perderá esas calorías adicionales sin tener que reducir sus valores nutricionales necesarios.

2. Facilidad en el método.

Como mujer, su cuerpo reacciona de manera diferente a los cambios en comparación con los hombres. Por lo tanto, es importante que cuando usted practica el ayuno intermitente, especialmente si es la primera vez, haga las cosas gradualmente. No practique un ayuno completo inmediatamente como la Dieta del Guerrero o el Protocolo de las 24 Horas. Puede probarlos después de acostumbrarse a las cosas. Es mejor empezar con los métodos más suaves primero como el Método Crescendo, el Método 16/8, o la Dieta 5:2. Si estos métodos siguen siendo demasiado abruptos para usted, simplemente vaya con el Salto de Comida Espontáneo básico.

3. Manténgase hidratado.

Su cuerpo necesita agua para funcionar correctamente. Es importante que mientras usted hace ayuno intermitente, siempre se mantenga hidratado. Usted puede tomar agua, té, café negro y otras bebidas no calóricas. Estos tipos de bebidas le mantendrán bien hidratada sin tener que recurrir a sus planes de ayuno intermitente.

Uno de los principales problemas con las mujeres que practican el ayuno intermitente es que las que son completamente nuevas en la tendencia terminan simplemente siguiendo los pasos sin entender completamente el método completo. Esto lleva a muchas consecuencias a lo largo de todo el proceso. Por lo tanto, es muy importante no sólo seguir cualquier proceso de ayuno intermitente que usted quiera probar, sino entender cómo hacer el ayuno intermitente correctamente.

Cuando usted realiza ayunos intermitentes, debe entender todo el proceso para poder identificar qué partes del método no funcionarán para usted. Por ejemplo, quiere probar el protocolo de 24 horas porque un amigo lo hizo y cree que le dará el recorte más rápido que necesita para conseguir el cuerpo de bikini soñado. Sin embargo, usted nunca ha intentado ayunar por el mismo tiempo o incluso la mitad del tiempo antes. Cuando usted prueba el método, puede terminar infligiéndose dolor a sí mismo más que ayudándose.

Esto se remonta a lo importante que es entender primero las necesidades de su cuerpo. Antes de participar en cualquier método de ayuno intermitente, usted debe tener una comprensión completa de lo que debe y no debe hacer, y de lo que debe y no debe tener. Obtener un entendimiento claro de lo que quiere lograr, cómo logrará esos objetivos y cuáles son las cosas que debe considerar antes de comenzar, le ayudará a aliviar los inconvenientes del proceso. Hará su vida más fácil y saludable infinitesimalmente.

Así que, una vez más, recuerde que no tiene que seguir cada paso y tendencia en el versículo de ayuno intermitente. Lo que es importante aquí es que usted entienda completamente los riesgos, los beneficios y las formas en que puede ayudarse a sí mismo a adaptarse al cambio.

Capítulo 5: Sus elecciones de alimentos y el ayuno intermitente

Uno de los mayores problemas cuando se trata de ayunar intermitentemente es no saber qué alimentos puede comer durante toda la fase, y de cuáles debe permanecer a kilómetros de distancia. Como mujer, a veces se necesita mucho compromiso y disciplina para mantenerse alejada de su comida reconfortante favorita, especialmente cuando está llena de todas esas bondades calóricas. También es bastante difícil identificar qué alimentos son lo suficientemente pasables para comer, cuáles son necesarios para comer y cuáles debe evitar por completo mientras realiza ayunos intermitentes. Por lo tanto, este capítulo se ocupará de esa preocupación particular.

El derecho a la alimentación

Además de cumplir con sus horas de ayuno, también es importante comer los alimentos adecuados durante las horas de comer. A pesar de que no hay restricciones en cuanto a lo que puede comer en su ventana para comer, algunas limitaciones necesarias seguirán siendo mejores. Por ejemplo, usted ayuna durante 14 horas y luego carga hamburguesas, papas fritas, cervezas y todos esos alimentos ricos en carbohidratos durante el período de 10 horas en que come. Imagínate, ¿el ayuno funcionará así? ¡No, claro que no! Esto se debe a que para obtener el mejor resultado posible para usted cuando hace ayuno intermitente, es mejor comer alimentos que en realidad aumentan los efectos y no los impiden.

Entonces, ¿qué alimentos y bebidas debe consumir durante su período de comidas? Bueno, aquí están los 10 primeros:

1. Agua

Es muy importante que cuando usted está haciendo ayuno intermitente, siempre se mantenga hidratado. Para hacer eso, debe beber mucha agua. Usted puede tomar otras bebidas sin calorías. Sin embargo, el agua sigue siendo lo mejor. Mantiene sus órganos sanos y la mantiene bien hidratada. Además, recuerde los signos importantes de deshidratación. Cuando su orina se torna de color amarillo oscuro, significa que usted está deshidratada. Cuanto más pálido sea el color de la orina, mejor será su salud, por lo que deberá beber mucha agua.

2. Granos integrales

Comer muchos carbohidratos es una gran violación del concepto de ayuno intermitente. Sin embargo, esto no significa que deba evitarlo por completo. Usted todavía puede disfrutar de unos pocos carbohidratos a través del consumo de granos enteros. Estos granos tienen un alto contenido de fibra y son ricos en proteínas. Esto significa que incluso al comer porciones pequeñas, usted todavía estará llena, lo que disminuirá su necesidad de comer. Los estudios también muestran que los granos enteros pueden aumentar su metabolismo, lo cual es muy valioso cuando se ayuna.

3. Aguacates

Se sabe que el aguacate es una fruta alta en calorías. Sin embargo, debido a que la mayor parte de la grasa en el aguacate es monoinsaturada, le da una mayor saciedad. Muchos estudios muestran que agregar aguacates en su comida durante el ayuno lo mantendrá lleno por más tiempo que cuando esté comiendo estas deliciosas frutas. Tampoco tiene que comer toda la fruta para estar llena. Todo lo que necesita es la mitad de la porción mezclada con su comida, y puede pasar largas horas sin sentir hambre.

4. Pescado

Si planea ayunar, es importante que incluya pescado en su próxima comida. Esto se debe a que se sabe que es rico en proteínas y grasas saludables. También hay grandes cantidades de vitaminas, en particular de vitamina D. Dado que su objetivo al ayunar es comer menos de lo habitual, ¿por qué no elegir una que tenga un alto valor nutritivo? También se agrega al trato dulce de que el pescado puede ayudar a mejorar su salud mental sin impedir sus metas corporales.

5. Alimentos ricos en fibra

Ya sea que usted siga una dieta, un régimen estricto de ayuno o cualquier tendencia alimenticia, es muy común escuchar anuncios a izquierda y derecha que empujan a la gente a comer alimentos ricos en fibra. Esto se debe a que los alimentos ricos en fibra como las coles de bruselas, el brócoli, la coliflor y otros ayudan a estabilizar sus intestinos. Estos alimentos le ayudan a evitar el estreñimiento a lo largo de su viaje de ayuno y también le ayudan a mantenerse lleno durante más horas, lo cual es esencial si desea evitar comer compulsivamente después de su período de ayuno.

6. Frioles y Legumbres

La restricción de carbohidratos no es realmente tan estricta si usted planea hacer ayunos intermitentes. Sin embargo, dado que las mujeres pueden aumentar de peso significativamente cuando se introducen muchos carbohidratos en la rutina, es mejor atenerse a cantidades limitadas. Uno de los mejores alimentos para comer para obtener carbohidratos pero en cantidades bajas son los frijoles como garbanzos, lentejas y otras legumbres. Los frijoles y las legumbres también se sabe que son excelentes para aumentar la pérdida de peso, incluso si usted no está reinando en esas calorías.

7. Huevos

Los huevos son un alimento básico muy conocido por algunos viajeros. Esto se debe a que los huevos están llenos de muchas proteínas y tardan menos tiempo en cocinarse que, por ejemplo, el arroz y otros alimentos, lo que los hace excelentes para largas horas sin comer. Debido a que contienen muchas proteínas, alrededor de 6 gramos para las grandes, usted tendrá menos hambre cuando coma huevos y podrá pasar más tiempo sin comer. Esta misma naturaleza de los huevos los convierte en un alimento ideal para el ayuno intermitente.

8. Tuercas

Aunque las nueces tienen más calorías que otros bocadillos que usted puede comer, las nueces tienen un alto contenido de grasas poliinsaturadas, que son excelentes para aliviar sus impulsos de hambre y le dan más saciedad. Las nueces y las almendras son un buen ejemplo. Siempre que sienta que su comida no es suficiente para durar más tiempo, en lugar de amontonar más comida, ¿por qué no comer algunas nueces, almendras, avellanas u otras nueces en su lugar?

9. Bayas

Los batidos son muy comunes para las personas que siguen una dieta. El ayuno intermitente no es diferente. Los batidos se elaboran comúnmente a partir de frutas y verduras. Algunos de los ingredientes más populares son las bayas como las fresas, los arándanos y los arándanos. Las bayas están repletas de vitamina C, que es vital para el sistema inmunológico. Una taza de bayas arrojada en su batido o consumida cruda acumula más del 100 por ciento del valor diario requerido. Las bayas también son ricas en flavonoides que se sabe que frenan el aumento de peso, como han demostrado los estudios.

10. Alimentos ricos en probióticos

Cuando usted hace ayuno intermitente, puede esperar que su rutina alimenticia se desvíe de lo que está acostumbrada. Esto altera el equilibrio de su estómago, lo que a su vez, también altera esos pequeños bichos que causan irritación y que pueden provocar estreñimiento, entre otros efectos secundarios. Para ayudar a contrarrestar estos efectos, se recomienda cargar probióticos. Los alimentos ricos en probióticos como el yogur, el chucrut, el kombucha, los pepinillos, el kimchi, el miso, el kefir y otros deben ser un alimento básico en sus comidas en ayunas.

Alimentos que se deben evitar

Estos alimentos que deben evitarse pueden impedir y atenuar los efectos del ayuno. Esta es la razón por la que si usted puede abstenerse de agregarlos en sus comidas, entonces hágalo, pero si no puede evitarlos, entonces consuma las cantidades pequeñas solamente y tanto como sea posible, comiendo dos o más de ellos juntos. Por lo tanto, aquí están los 10 mejores alimentos que usted definitivamente puede eliminar dentro de sus comidas:

1. Arroz Blanco

Los carbohidratos son su mayor enemigo cuando está ayunando. Por lo tanto, darse el gusto de comer arroz mientras lo hace es un gran no. Esto se debe a que el arroz, especialmente la variedad blanca, contiene grandes cantidades de almidón, y el almidón es el medio de almacenamiento de los carbohidratos. Cuando usted come arroz blanco para su comida justo después de su ayuno, esto causará efectos adversos como letargo o somnolencia. El arroz blanco también se almacena fácilmente en forma de grasa, lo que favorece el aumento de peso.

2. Alimentos fritos

Los alimentos fritos también son algunos de los alimentos que debe evitar inmediatamente después de terminar de ayunar. Esto se debe a que los alimentos fritos están llenos de grasas saturadas y otros excesos de grasas. Por lo general, cuando usted come por primera vez después del período de ayuno, es muy posible que se atiborre de comida. Si come mucha comida frita, esto llevará a que se almacene más grasa en su cuerpo, lo que llevará a un aumento de peso. Esto derrota en gran medida el propósito del ayuno.

3. Bebidas carbonatadas

Las bebidas carbonatadas tienen un alto contenido de azúcar. Mucha azúcar en la comida justo después de ayunar sólo causará letargo y menos actividad. Las bebidas carbonatadas también conmocionarán su estómago debido al repentino ataque de azúcar que puede provocar estreñimiento, flatulencia y otros posibles problemas. Si siente sed mientras come, beba agua fría en su lugar o un poco de té.

4. Café

Aunque a veces se recomienda tomar café durante el ayuno para controlar el hambre, también hay otras desventajas. El consumo de café sin ningún tipo de comida durante el ayuno sólo hará que el ácido en su intestino se eleve, haciéndole enfermar. Si le gusta tomar una o dos tazas de café, asegúrese de tomar café negro sin azúcar, crema o leche, ya que será más fácil para el estómago y siempre comerá algo junto con él.

5. Alimentos grasos

No se recomienda consumir alimentos con demasiada grasa inmediatamente después de ayunar o durante el ayuno. Esto se debe a que estos alimentos sólo se añaden a la grasa almacenada en su cuerpo lo que lleva a más calorías, algo que usted debería estar quemando en primer lugar. Si realmente necesita un poco de grasa para mantenerse satisfecha mientras ayunas, ¿por qué no se da un festín con algunas nueces?

6. Azúcar refinado

El consumo de productos mezclados con azúcares refinados puede perjudicar los efectos del ayuno. Siempre que tenga hambre inmediatamente después de un ayuno, se recomienda evitar comer alimentos dulces como bagels, helados, chocolates y otros postres inmediatamente. Esto se debe a que incluso cuando usted está en ayunas, su cuerpo será capaz de utilizar todos esos azúcares en el tiempo, algunos de ellos sólo se almacenan como parte del exceso de grasa que contribuirá al aumento de peso.

7. Harina Blanca

La harina blanca también es un elemento que debe evitarse en el ayuno. Esto se debe a que la harina blanca ya ha sido procesada y despojada de las fibras esenciales que pueden ayudar a mejorar la condición de sus intestinos. Los productos hechos de harina blanca, como el pan, no son más que calorías vacías. Ya no tienen los nutrientes esenciales que son importantes para mantenerla saludable. En lugar de comer alimentos hechos de harina blanca como pan, cereales, galletas saladas, vaya por granos enteros en su lugar. Hay variedades de pan integral y galletas saladas disponibles en el mercado para satisfacer sus necesidades.

8. Alimentos en conserva

Las conservas o alimentos que han sido preenvasados en los mercados donde se venden contienen conservantes e ingredientes artificiales que no son buenos para su cuerpo. Aunque no esté ayunando, siempre es mejor ser orgánica. En lugar de comer tomates de la lata, trate de tomar tiempo para comprar productos frescos. Estos alimentos en conserva sólo le satisfarán momentáneamente e inmediatamente le darán hambre de nuevo.

9. Comidas Saladas

Consumir productos salados inmediatamente después de pasar horas sin comer sólo puede causarla problemas. Los alimentos salados pueden aumentar su presión arterial y hacer que se sienta enfermo. También puede causar malestar estomacal debido al repentino ataque de sal en el intestino. Por lo tanto, en la medida de lo posible, evite comer alimentos salados cuando esté ayunando. Si realmente no se puede evitar, siempre beba agua primero y coma sólo porciones pequeñas a la vez.

10. Productos Lácteos

Los productos lácteos son una gran tentación después de un ayuno. Sin embargo, recuerde que su estómago es bastante sensible después de haber estado inactiva durante horas durante su ayuno y puede no ser capaz de sugerir alimentos con un gran contenido calórico inmediatamente. Por lo tanto, es importante que no consuma alimentos con muchas calorías inmediatamente porque sólo dañará su estómago causando estreñimiento y dolor de estómago. La leche y otros productos lácteos están llenos de muchas calorías, así que, en la medida de lo posible, absténgase de comerlos mientras está haciendo ayuno intermitente.

Es importante mantenerse alerta y consciente de los alimentos que come cuando está haciendo ayunos intermitentes. Esto se debe a que si usted no está monitoreando de cerca lo que está comiendo, puede terminar descarrilando su progreso. En lugar de perder esas calorías adicionales, usted podría terminar ganando más de lo que está perdiendo, lo cual es lo opuesto de lo que debería ser el ayuno.

Cómo programar las comidas: Ayuno intermitente para principiantes

Cuándo programar sus comidas es un aspecto esencial del ayuno intermitente. Para las mujeres, es importante que programe sus comidas estratégicamente para evitar tantos cambios en su cuerpo que puedan afectar el equilibrio hormonal de su cuerpo. Si no está segura de cómo proceder, siempre se recomienda consultar a su médico primero.

De todos modos, si usted ya ha establecido su mente y está ansiosa por comenzar su viaje de ayuno intermitente, aquí hay un desglose de un horario de comidas simple que usted puede seguir. El plan de comidas se divide en tres: principiante, intermedio, intermedio superior y avanzado.

1. Plan para principiantes

Si usted es una principiante al ayuno intermitente, entonces es importante mantener las cosas simples y fáciles. Para empezar, usted puede tener una ventana de ayuno en las horas que sean más convenientes para usted. Usted puede comenzar su ayuno desde las 6 PM hasta las 8 AM del día siguiente y su ventana para comer desde las 8 AM hasta las 6 PM. Esto la dará 14 horas de ayuno y 10 horas para comer. Tener un horario como este la ayudará a adaptarse gradualmente a las largas horas de no comer sin perderse tres comidas al día. Usted puede incluso masticar algunos bocadillos con sus comidas.

Puede seguir este patrón:

8:00 - Desayuno

12:00 - Almuerzo

2:30 - Merienda

6:00 - Cena

Usted puede elegir hacer esto todos los días, pero como principiante, se recomienda hacerlo con moderación, así que hacer esto durante 2-3 días a la semana puede ser un buen comienzo. No salte inmediatamente a la batalla. Haga que su cuerpo se ajuste primero a los cambios.

2. Plan Intermedio

Si usted no es una novata completa en el ayuno intermitente, pero aún así duda en hacer largas horas de ayuno, entonces el plan intermedio es para usted. Con este horario, usted puede tener 16 horas de ayuno y 8 horas de tiempo para comer. También puede acelerarlo un poco yendo por 18 horas de ayuno y 6 horas de comida. Usted tiene más horas para ayunar pero no demasiado tiempo que impactará a su cuerpo inmediatamente. También debe participar en este tipo de plan sólo si ya ha probado el ayuno intermitente.

Para el plan 16-8, usted puede seguir este horario:

10:00 - Snacks / Comida pequeña

12:00 - Almuerzo

2:30 - Merienda

6:00 - Cena

Para el plan 18-6, usted puede seguir este horario:

12:00 - Almuerzo

2:30 - Merienda

6:00 - Cena

Es a su discreción si usted planea hacer esto diariamente o en días seleccionados de la semana solamente. Si no está completamente segura de qué hacer, puede seguir este plan de comidas 2-3, incluso 4, días a la semana. De esta manera tiene días en los que puede comer normalmente y días en los que puede ayunar. Incluso cuando usted ayuna diariamente, todavía hay días en los que reduce su consumo de calorías. Eso sigue siendo un gran recorte de su consumo habitual de calorías por semana.

3. Plan Intermedio Alto

Si se siente más segura con el ayuno intermitente, puede ir más alto con el plan intermedio superior. En este plan, usted puede seleccionar dos días no consecutivos de la semana para no comer nada y consumir sólo líquidos. Los 5 días restantes, usted puede comer comidas normales.

Aquí hay un plan de muestra para los 2 días en los que ayunará durante 24 horas:

martes

7:00 PM - Última comida con agua

miércoles

7:00 AM - Sin comida, agua o té

12:00 PM - Sin comida, agua o té

3:00 PM - Sin comida, agua o té

7:00 - El ayuno termina. Coma una pequeña cena con muchos carbohidratos orgánicos como granos enteros, buena proteína de frijoles y legumbres o carne magra, y agua.

Repita este horario de nuevo el viernes o el sábado.

Sólo siga este plan si está segura de que puede tomar 24 horas completas sin alimentos sólidos. Si usted cree que no puede hacerlo o si su médico le aconseja que no lo haga, entonces, por supuesto, no proceda. Siempre priorice su salud sobre la pérdida de peso o cualquier otro propósito que pueda tener para ayunar.

4. Plan Avanzado

En este horario, usted irá por días alternos de ayuno. El desglose temporal es el mismo que en el plan Intermedio Alto. La única diferencia es que con ese plan usted sólo tendrá 2 días no consecutivos sin comer alimentos. En este plan, lo hará para cada dos días sin comida.

Por ejemplo, el día 1 usted hace un ayuno de 24 horas, y luego come comidas normales el día 2. El día 3 es otro día de ayuno, mientras que el día 4 es su día normal para comer. El día 5 y el día 6 siguen el mismo patrón. El día 7 también puede ser un día de comida normal para que usted pueda descansar del ayuno.

Para los días que usted está comiendo normalmente, carnes limpias, frutas y verduras, grasas saludables de los frijoles y otros alimentos saludables.

Absténgase de consumir calorías vacías que pueden interrumpir todo el proceso.

Sólo participe en este tipo de horario si ha estado ayunando intermitentemente durante algún tiempo y quiere ir más alto. Si usted nunca ha intentado ir sin comida durante días a la semana, entonces esto no es recomendable para usted. No importa cuán desesperado estés por lograr ese cuerpo de bikini, no vale la pena el bombo si termina colapsando. Este es el plan más intenso que no todos pueden hacer con seguridad, pero cuando se hace correctamente y con seguridad, esto da resultados asombrosos.

Capítulo 6: Recetas de muestra para el ayuno intermitente

Decidir qué comer durante el ayuno intermitente puede ser bastante difícil, por lo que este capítulo está dedicado a mostrarla algunas buenas recetas para que las pruebe durante sus comidas.

Desayuno

Para el desayuno, la idea es mantener sus comidas simples pero llenas de nutrientes. Aquí hay tres recetas que puede probar:

1. Tostadas con semillas de chía, mantequilla de maní y plátano

Este giro de la clásica mantequilla de maní y tostadas de jalea es una gran combinación de desayuno que puede probar y contiene sólo 210 calorías.

Ingredientes:

2 rebanadas de pan integral

1 cda. de mantequilla de maní

½ plátano, cortado en rodajas

½ tbsp. semillas de chía

Procedimiento:

1. Tostar las rebanadas de pan y luego, untar la mantequilla de maní en ambas rebanadas.

2. Cubra cada una con bananas rebanadas y luego, rocíe las semillas de chía por encima.

3. También puede agregar un toque de canela para darle sabor.

2. Tostada de huevo y aguacate

Aquí hay otra receta de tostadas que seguramente le gustará. Tostar una rebanada de pan integral, luego cubrirla con puré de aguacate y huevo. Esto contiene aproximadamente 275 calorías.

Ingredientes:

1 rebanada de pan integral

1 oz de aguacate

1 huevo

sal y pimienta

Procedimiento:

1. Primero, tostar el pan y luego reservar.

2. Triturar el aguacate en un bol. Agregue sal y pimienta al gusto y deje a un lado.

3.   En una sartén, rociar un poco de aceite y freír el huevo, con el lado soleado hacia arriba, a su gusto.

4.   Esparza el puré de aguacate sobre la tostada y cubra con el huevo con el lado soleado hacia arriba.

5.   Agregue sal y pimienta. También puede agregar salsa picante o ketchup de tomate regular.

3, Batido de yogur, plátano y bayas

Si masticar alimentos sólidos no es su comida ideal para el desayuno, entonces este batido de yogur y bayas es una gran alternativa. Esto es ideal para esas mañanas cuando tiene prisa y no tiene suficiente tiempo para cocinar. Incluso puede premezclar esto la noche anterior y ponerlo en el congelador como desayuno listo para llevar de camino al trabajo. El uso de agua da alrededor de 190 calorías. Si usted agrega leche baja en grasa en lugar de agua, esto aumenta a aproximadamente 250 calorías.

Ingredientes:

1 taza de yogur griego

1 plátano maduro (mediano), cortado en trozos

1 taza de agua o leche baja en grasa

1 taza de bayas mezcladas (fresa, arándanos)

Procedimientos:

1.   Mezclar todos los ingredientes en una licuadora y mezclar hasta obtener una mezcla homogénea.

2.   Vierta sobre un vaso alto y sirva.

Almuerzo

La idea de los almuerzos es mantenerlos llenos de proteínas, vitaminas y minerales, sin exagerar.

1. Frijoles negros y burrito de aguacate

Esta sencilla receta de burritos es una excelente opción de comida para el almuerzo en cualquier lugar. Los frijoles son grandes fuentes de fibra y el aguacate es alto en grasas monoinsaturadas. Esta comida contiene 365 calorías

Ingredientes:

1 burrito de trigo integral

¼ taza de frijoles negros

2 ó 3 rebanadas de aguacate

¼ taza de cebollas rebanadas (opcional)

Salsa picante (opcional)

Procedimientos:

1.	En una sartén, tueste el burrito de trigo integral hasta que quede crujiente. Deje a un lado.

2.	Freír los frijoles negros el la sartén o cocinar en el microondas.

3.	Corte el aguacate en rebanadas gruesas en ½ Puede usar 2 o más rebanadas.

4.	Rellenar con los frijoles negros y cubrir con los aguacates en rodajas. También puede agregar algunas cebollas rebanadas y una pizca de salsa picante para darle un toque especial.

2. Sándwich de pollo y queso

Si la carne es lo que necesita durante el almuerzo, pruebe esta receta de sándwich de pollo y queso.Esta comida es de aproximadamente 395 calorías.

Ingredientes:

2 rebanadas de pan integral

½ rebanada de pechuga de pollo

1 hoja de lechuga

1 rebanada de queso suizo

2 cdas. de mayonesa baja en grasa

2 rebanadas de tomates

Procedimientos:

1. Ase la pechuga de pollo.

2. Unte la mayonesa en ambas rebanadas de pan integral.

3. Ponga la hoja de lechuga en una de las rebanadas.

4. Coloque el pollo a la parrilla encima de la lechuga.

5. Cubra con el queso suizo y los tomates en rodajas.

3. Ensalada de jardín y mezcla de pasta

La clave de este plato es utilizar pasta integral. Este plato contiene alrededor de 400 calorías.

Ingredientes:

1 paquete de pasta integral

1 taza de pechuga de pollo desmenuzada

½ taza de queso parmesano

½ taza de zanahorias (cortadas en rodajas finas)

½ taza de pimiento verde

¼ taza de apio picado

1 taza de tomates cherry

½ taza de cebolla verde (picada)

¾ taza de mayonesa baja en grasa

2 cdas. de jugo de limón

Procedimientos:

1.   Cocer la pasta en agua hirviendo hasta que esté al dente. Enjuagar, escurrir y reservar.

2. Freír en una sartén la pechuga de pollo y desmenuzarla.

3. Mezcle la pasta, la pechuga de pollo, las zanahorias, el pimiento, el apio, los tomates y las cebollas.

4. Añadir la mayonesa y el zumo de limón. Mezcle bien.

5. Deje enfriar antes de servir.

Bocadillos

Comer algo entre las comidas sigue siendo posible incluso cuando se está en ayunas. Sólo asegúrese de mantener sus bocadillos simples y con menos calorías. Aquí hay tres grandes recetas:

1. Zanahoria y papas fritas a la parmesana

Uno de los bocadillos clásicos son las papas fritas. Sin embargo, son algo que se puede eliminar durante el ayuno. Eso no significa que no pueda comer algo similar. En su lugar, sustituya las papas por zanahorias rebanadas. Este simple bocadillo tiene sólo unas 85 calorías.

Ingredientes:

3 zanahorias grandes

¼ taza de queso parmesano rallado

3 cucharadas de aceite de oliva

½ cucharadita de sal

¼ cucharadita de pimienta

1 cucharadita de ajo en polvo

¼ taza de mayonesa

2 cucharaditas de jugo de limón

Procedimientos:

1. Precaliente el horno a 400 grados Fahrenheit.

2. Pelar y cortar las zanahorias en patatas fritas.

3. En un recipiente, mezcle el aceite de oliva, el ajo en polvo, la sal, la pimienta y el queso parmesano. Asegúrese de reservar un poco del ajo en polvo, sal y pimienta para la salsa.

4. Añadir las zanahorias a la mezcla y mezclar bien.

5. Hornee las zanahorias recubiertas durante 15-20 minutos o hasta que las zanahorias se ablanden y queden

ligeramente crujientes. No olvides girar las zanahorias a mitad de camino.

6.   En un recipiente aparte, mezcle la mayonesa, el jugo de limón, el ajo en polvo, la sal y la pimienta para hacer la salsa.

7.   Una vez que las papas fritas de zanahoria estén cocidas y enfriadas, sírvelas con la salsa.

2. Envoltura de verduras

Esta comida es una gran combinación de recetas con cerca de 115 calorías.

Ingredientes

1 hoja de lechuga grande

¼ taza de hummus

½ taza de zanahorias en rodajas finas

½ taza de pepino en rodajas finas (en tiras)

¼ taza de pimiento verde

½ taza de tomates cherry

2 o 3 rebanadas de aguacate

Procedimientos:

1.   Extender la hoja de lechuga sobre una superficie plana.

2.   Esparcir el hummus en la hoja con un borde de 2 pulgadas libre.

3.   Cubrir la hoja con las zanahorias, el pepino, el pimiento, los tomates y el aguacate. Asegúrese de dejar espacio a los lados para plegar.

4.   Doble los lados de la hoja hacia el centro y aléjese de usted, como un burrito.

5.   Envuélvalo con papel plástico y enfríelo antes de servirlo.

3. Magdalena de plátano con relleno de Nutella

¿Se imagina comer una magdalena con Nutella como aperitivo cuando hace ayunos intermitentes? Bastante imposible, ¿verdad? Bueno, ahora no lo es. Este postre se hace fácilmente sin tener que preocuparse por las calorías con sólo 185 calorías.

Ingredientes:

1 ¼ taza de harina de trigo integral

2 cucharadas de proteína en polvo

½ taza de yogur griego sin grasa

1 cucharada de semillas de lino molidas

1/8 cucharadita de sal

2 huevos grandes

2 cucharaditas de polvo de hornear

¼ taza de leche descremada

2 plátanos maduros machacados

1 cucharada de extracto de vainilla

¼ taza Nutella

Procedimientos:

1.   Precaliente el horno a 350 grados Fahrenheit.

2.   Rocíe aceite de oliva en un molde para magdalenas de 12 tazas.

3.   En un tazón, mezcle la harina de trigo integral, la proteína en polvo, el polvo de hornear, las semillas de lino y la sal.

4.   En un recipiente aparte, combine los huevos, los plátanos, el yogur, la leche descremada y el extracto de vainilla.

5.   Mezclar bien los ingredientes secos y húmedos.

6.   Vierta la mezcla en las tazas de panecillos hasta la mitad, luego agregue una cucharadita de Nutella. Rellenar el resto de la masa.

7.   Hornee de 18 a 20 minutos o hasta que se cocine por el método del palillo de dientes.

8.   Deje enfriar y sirva.

Cena

La cena es la última comida del día. La mayoría de las personas se saltan la cena porque piensan que las comidas de la cena son usualmente calóricas. Sin embargo, recuerde que la cena es tan importante como todas las demás comidas. De hecho, si usted está haciendo un ayuno de 24 horas, la cena es la comida más importante del día. Aquí hay tres ideas de comidas que puede probar:

1. Pimientos rellenos

Esta cena es muy sencilla. (180 calorías por porción)

Ingredientes

3 pimientos

3 huevos grandes

3 tazas de col rizada picada

2 tomates medianos picados

½ cucharadita de sal

½ cucharadita de pimienta

1 cucharadita de tomillo

1 cucharadita de ajo en polvo

Procedimiento:

1.   Precaliente el horno a 400 grados Fahrenheit.

2.   Cortar la parte superior de los pimientos, quitar las semillas y las costillas sin romper los pimientos.

3.   Coloque los pimientos en un molde para magdalenas.

4.   Saltee la col rizada, los tomates y la parte superior del pimiento a fuego medio durante 5 minutos. Añada sal al gusto.

5.   En un recipiente aparte, combine los huevos, el tomillo y el ajo en polvo. Sazone con sal y pimienta al gusto.

6.   Rellene los pimientos con la combinación de verduras y la mezcla de huevo. Tenga cuidado de no sobrellenar. Luego, hornee por 30 minutos.

2. Salmón asado con especias y coliflor

El pescado es una buena opción para la cena. Puede disfrutar de esta receta para su cena con sólo 270 calorías.

Ingredientes:

4 filetes de salmón

1 cucharada de aceite de oliva

1 cucharadita de comino molido

¾ cucharadita de sal kosher

1/8 cucharadita de pimienta negra molida

4 tazas de ramilletes de coliflor

¼ taza de cilantro picado

¼ taza de pasas doradas

1 cucharada de jugo de limón

½ cucharadita de cilantro molido

1/8 cucharadita de pimienta inglesa molida

Procedimiento:

1.   Precaliente el horno a 450 grados Fahrenheit.

2.   En un recipiente grande, combine el aceite de oliva, ½ cucharadita de comino, ¼ cucharadita de sal kosher, pimienta negra, y los ramilletes de coliflor. Mezcle bien.

3.   Hornear los ramilletes de coliflor durante 18-20 minutos o hasta que estén tiernos y dorados.

4.   Una vez hecho esto, combine los ramilletes con cilantro, jugo de limón y pasas. Revuelva bien y deje a un lado.

5.   Reduzca la temperatura del horno a 400 grados.

6.   En otro tazón, combine la pimienta inglesa, la otra ½ tsp del comino y la restante ½ tsp de sal kosher.

7.   Frote las especias combinadas con los filetes de salmón.

8.   Hornee los filetes a 400 grados durante 10-15 minutos o hasta que estén cocidos.

9.   Sirva los ramilletes y el salmón juntos. Agregue algunas rodajas de limón para una patada opcional.

3. Cerdo clásico con verduras

Si le gusta el cerdo, entonces esta receta es un clásico. Esto contiene alrededor de 458 calorías, lo que le da satisfacción sin perjudicar su esquema de ayuno.

Ingredientes:

2 lbs. de lomo de cerdo

2 cucharadas de romero picado

3 dientes de ajo picados

1 cucharadita de pimienta negra molida

1 1 1/8 cucharadita de sal

4 cucharadas de aceite de oliva

4 tazas de ramilletes de coliflor

4 zanahorias grandes picadas

2 cebollas verdes grandes rebanadas

2 cucharaditas de mostaza Dijon

1 ½ cucharadita de jarabe de arce

Procedimientos:

1.   Precaliente el horno a 400 grados Fahrenheit.

2.   En un recipiente, mezcle el romero, el ajo, la sal y la pimienta. Frotar la mezcla con los lomos.

3.   Sofreír el lomo por todos los lados en una sartén a fuego medio durante 8-10 minutos. Luego, transfiera al horno y cocine por aproximadamente 1 hora.

4.   En un recipiente pequeño, mezcle la mostaza Dijon, el aceite de oliva y el jarabe de arce. Añada los ramilletes de coliflor, las cebollas y las zanahorias. Sazone con sal y pimienta. Asegúrese de mezclar bien la mezcla de verduras y asar hasta que esté lista.

5.   Transfiera el cerdo en una tabla de cortar, cubra con papel de aluminio y deje reposar por 15 minutos. Cortar el cerdo en rodajas y servirlo con las verduras asadas.

Capítulo 7: Ejercicio y ayuno intermitente

El valor del ejercicio

Algunas mujeres piensan que debido a que están en ayuno intermitente, no hay necesidad de hacer más esfuerzo para hacer ejercicio, ya que están perdiendo el exceso de calorías por el ayuno. Parecen olvidar que el ejercicio es mucho más que simplemente perder calorías. El ejercicio es una forma de mantener el buen funcionamiento y la condición de su cuerpo. Ayudará a estimular su metabolismo y a quemar los carbohidratos y las grasas como energía. Aparte de eso, el ejercicio también revitaliza sus células, dándole una piel más joven y manteniendo su mente activa y saludable.

Sin embargo, la gran pregunta ahora es si puede o no hacer ejercicio mientras hace ayuno intermitente.

Bueno, todavía puede. De hecho, cuando usted hace ejercicio mientras ayuna, quema más grasas que cuando come normalmente. Esto se debe a que cuando usted come normalmente, su cuerpo quema todos los carbohidratos y calorías primero como una fuente de energía. Cuando usted reduce sus calorías, su cuerpo tiene que buscar otras fuentes de energía para mantenerse, y la siguiente fuente viable son las grasas almacenadas en su cuerpo. Los estudios muestran que las mujeres que hacen ejercicio durante el ayuno pierden más calorías que las que no lo hacen. El ejercicio puede ayudar a aumentar la quema de grasas para aumentar la tasa de pérdida de peso.

Sin embargo, hay una trampa. Aunque el ejercicio durante el ayuno es una gran ayuda para mejorar los efectos del ayuno, también hay un peligro en eso. Si su cuerpo quema los carbohidratos y las grasas como fuente de energía, la siguiente fuente disponible serán sus reservas de proteínas, los principales componentes de construcción de sus músculos. Aunque usted puede perder más grasas y calorías al hacer ejercicio, también existe el riesgo de perder más músculos. Cuando usted hace ejercicio con el estómago vacío, su cuerpo comienza a descomponer la proteína almacenada en sus músculos para obtener energía, lo cual también deteriora sus músculos. No sólo eso, a medida que reduce sus calorías diarias, su cuerpo se adapta ralentizando su metabolismo y quemando menos calorías. Esto es para asegurarse de que no se sobrecargue de energía y termine enfermo.

Pero eso no significa que no deba hacer ejercicio por miedo a los efectos. Hay muchas maneras de ajustar los ejercicios para que se ajusten a sus necesidades de ayuno intermitente.

Cómo hacer ejercicio de manera segura durante el ayuno intermitente

Recuerde que el ejercicio es un componente muy importante para mantenerla saludable física y mentalmente. Aquí hay algunos consejos útiles que puede seguir para sacar el máximo provecho de su entrenamiento.

1. Mantenga sus ejercicios cardiovasculares en un nivel bajo cuando ayune.

Cuando haga ejercicios cardiovasculares, absténgase de hacer ejercicios extremos que le hagan quemar energía rápidamente. Recuerde que usted está disminuyendo su consumo de calorías, lo que significa que sus niveles de energía no serán tan altos como los de aquellos que no están en ayunas. Por lo tanto, mantenga sus ejercicios cardiovasculares simples. No se esfuerce demasiado cuando un buen trote ligero alrededor del parque será suficiente. Calcule su respiración. Si todavía puede hablar normalmente mientras corres, entonces bien. Sin embargo, cuando se sienta mareada o un poco mareado, entonces debe dejar de hacerlo. Es mejor ir más despacio que forzarse a sí misma, lo que sólo hará más daño que bien.

2. Intensifique el ejercicio sólo durante la ventana de comida o los días de no ayuno.

Si está planeando intensificar su rutina de ejercicios, hágalo sólo cuando no está ayunando. Incluso se recomienda que programe sus entrenamientos lo más cerca posible de su última comida. Esto se debe a que es alrededor de este tiempo que usted tiene la mayor cantidad de carbohidratos que sirve como combustible para su cuerpo. Hacer su ejercicio de esta manera también disminuirá su riesgo de bajar repentinamente sus niveles de azúcar. También puede comer algunos bocadillos ricos en carbohidratos para proporcionar más combustible a sus músculos después de su ejercicio intenso, ya que sus músculos todavía estarán zumbando para obtener más energía en este momento.

3. Disfrute de la proteína magra para retener sus músculos.

Recuerde que cuando su cuerpo se quede sin carbohidratos para quemar energía, la siguiente fuente serán las grasas, y cuando las grasas no sean suficientes, las proteínas vendrán después. Las proteínas son los principales componentes de sus músculos, lo que significa que a medida que su cuerpo quema las proteínas, sus músculos también se deteriorarán lentamente. Si usted desea retener sus músculos mientras aún quema los kilos de más, necesita cargar con proteínas magras. Por lo tanto, usted debe programar sus entrenamientos, especialmente los basados en la fuerza, entre dos comidas ricas en proteínas. Esto asegurará que usted tenga suficiente suministro para quemarse y que le quede suficiente para reparar sus músculos.

4. Coma bocadillos antes y después de un entrenamiento.

La mayoría de los métodos de ayuno intermitente dan margen para la hora de la merienda. Asegúrese de aprovecharlo para comer bocadillos ricos en carbohidratos de acción rápida y proteínas que son grandes estabilizadores de azúcar. Una gran opción es un pan tostado integral cubierto con mantequilla de maní orgánica y una rebanada de banana al lado. La importancia de comer bocadillos antes y después de su entrenamiento es para asegurarse de que no se le acabará la fuente de energía para quemar durante su ejercicio y para reparaciones después.

¿Quién dice que el ejercicio no se puede hacer mientras se ayuna? Es perfectamente posible. Todo lo que necesita es una planificación adecuada.

Capítulo 8: Cómo proteger su dieta

Cómo comenzar el ayuno intermitente

Para los principiantes, especialmente las mujeres, el ayuno intermitente puede ser muy intimidante. Esto se debe a la diversa información que se encuentra en Internet y a las diversas afirmaciones de éxitos y fracasos. Sin embargo, si usted es completamente nueva en el ayuno intermitente, aquí hay algunos pasos sencillos que puede seguir para comenzar su viaje:

1. Consulte primero a su médico.

Debido a que esta es la primera vez que realiza ayunos intermitentes, es importante que hable primero con su médico. Pida consejo sobre los métodos que puede utilizar para minimizar los posibles efectos sobre las hormonas de la hora y sobre cómo recuperarse. También debe aclarar si está lo suficientemente sano para hacer ayuno intermitente o no.

2. Defina su propósito.

Una vez que reciba la señal de ir a ayunar, debe definir a continuación el propósito por el que quiere ayunar en primer lugar. ¿Está tratando de perder peso para estrenar ese bonito vestido que ha visto en el centro comercial? ¿Está tratando de mantener su peso actual? ¿Quiere mejorar su salud en general? Cualquiera que sea la meta que quiera alcanzar, asegúrese de que es suficiente para mantenerla motivada.

3. Mantenga las cosas simples y fáciles.

Como principiante, el mejor enfoque para comenzar su ayuno es mantener las cosas simples y fáciles. El hecho de que su amigo esté haciendo un ayuno de 18 horas no significa que usted también deba hacerlo. Lo importante es que termine rápido. Mantenga su comida lo más saludable posible.

4. El tiempo depende de usted.

Las informaciones en todos esos manuales de ayuno intermitente, incluso aquí, son sólo una referencia. Esto no significa que ya que dice que la cena debe ser a las 7 PM que usted debe comer a las 7 PM. Usted puede programar sus horas de ayuno y comida de acuerdo a su conveniencia. Esto también se aplica a los días. No hay días específicos para programar sus comidas, las que se mencionan en los diferentes métodos son sólo guías. Sin embargo, recuerde que es ideal si puede programar horas o días de ayuno durante los días en los que está tan ocupado que en realidad no controla sus comidas.

5. Está bien cometer un error.

No se esfuerce demasiado. Está bien que se resbale en su ayuno. Tal vez ese trozo de donut glaseado con chispas afrutadas en la parte superior sea demasiado tentador para resistirse después de un largo ayuno. No hay problema. Cuando cometa un error, no se rinda. Siempre puede hacerlo de nuevo. Sólo asegúrese de no repetir ese error de nuevo. También ayudará si mantienes las cosas simples de esa manera puedes minimizar los errores ya que las cosas no son tan complicadas de llevar a cabo.

Consejos y trucos para tener éxito en el ayuno intermitente

A la larga, es posible que se encuentre exhausta y demasiado cansada para continuar con el ayuno. Tal vez los pasos son demasiado complicados o tener hambre es demasiado y la tentación de comer compulsivamente es demasiado. Bueno, no se preocupe. Aquí hay algunos consejos que pueden ayudar a mantenerse en el camino correcto:

1. ¿Renunciar?

Siempre que tenga ganas dejar el ayuno intermitente porque tal vez los efectos sean malos o porque el hambre sea excesiva, vuelva a visitar su meta. ¿Por qué está haciendo ayuno intermitente en primer lugar? ¿Está segura de que quiere renunciar? No se rinda. Muchas mujeres allá afuera están dispuestas a estar en sus zapatos en este momento, así que si ellas pueden comprometerse lo suficiente con la acción, entonces ¿por qué usted no puede?

2. El agua es su aliada.

El agua puede ayudarla a vencer el hambre. Durante el ayuno, beba mucha agua. Esto la ayudará a controlar su necesidad de comer. Tiene que ser firme. Cada vez que piense en comer antes de su supuesto horario, beba una taza de agua.

3. Café negro o té.

Si usted piensa que el agua es demasiado blanda para complementar su hambre, vaya por café negro y té sin azúcar en su lugar. Estos dos contienen cafeína que puede ayudar a reducir el hambre de la hora. También son bebidas sin calorías, así que no tiene que preocuparse por los posibles carbohidratos.

4. Manténgase ocupada

Manténgase ocupada. Cuando está ocupada pensando en el trabajo y otras cosas, no piensa tanto en comer. Esta es la razón principal por la que es mejor programar las horas de ayuno durante las horas de trabajo.

5. Aléjese de la tentación.

Las tentaciones siempre están en todas partes. Necesita mantener el control. Si siente que su madre, amigo, esposo, etc. está cocinando una comida. Salga de la casa y váyase a correr. No sólo se beneficiará del ejercicio, sino que también evitará el tentador olor de la comida que se está cocinando.

6. Coma sabiamente.

Debido a que sus comidas son limitadas, usted necesita comer sabiamente. En lugar de comer compulsivamente alimentos de porquería como donas, pizza, arroz blanco, etc. para su próxima comida, coma frutas y verduras, o carne magra en su lugar. Elija alimentos que puedan darle el mayor valor nutricional con el menor número de calorías. Sea inteligente sobre lo que está esperando.

7. Disminuya sus expectativas.

Ya que usted todavía está comenzando su viaje de ayuno intermitente, necesita mantener sus expectativas bajas. Por lo general, los efectos significativos del ayuno intermitente se manifiestan alrededor de 2 a 3 semanas después de comenzar. No espere demasiado, especialmente durante las primeras semanas.

Demasiadas expectativas conducirán a mayores decepciones y estar decepcionado con los resultados es uno de los principales precursores para dejar de fumar.

8. Escuche a su cuerpo.

Siempre esté atenta a lo que su cuerpo está diciendo. Si usted siente que el método que eligió no está funcionando para usted, entonces deje de hacerlo. Puede probar otro método. Si se siente demasiado cansada para continuar, relájese y dese un respiro. Priorice su salud siempre.

Cómo escribir un plan de dieta y seguirlo

Planificar una comida que coincida con sus objetivos de ayuno intermitente puede ser bastante complicado, pero no imposible. De hecho, puede llegar a ser bastante fácil una vez que te acostumbras a las cosas. Para ayudarle en su camino, aquí hay algunos consejos útiles sobre cómo puede escribir su plan de dieta:

1. Mantenga las cosas en lo personal.

Antes de que escriba su plan de dieta, necesita hacer un poco de auto-reflexión primero. Es importante que examine sus necesidades y puntos de vista sobre todo el enfoque de ayuno intermitente para desarrollar el mejor plan de comidas para usted. Identifique los detalles de sus planes antes de empezar a escribir sus planes de dieta, tales como sus puntos de vista sobre el ejercicio, la alimentación, los alimentos preferidos y mucho más.

2. Elija el método correcto.

Decida qué método de ayuno intermitente se siente más cómoda para seguir. Como mujer, usted necesita tener más cuidado en sus elecciones porque los efectos son mucho más diversos que los de los hombres cuando elige el enfoque equivocado. Si tiene dudas, siempre pregúntele a su médico o quédese con los métodos que menos alteren su rutina.

3. Establezca un límite de calorías.

Aunque el ayuno intermitente no se centra realmente en el número específico de calorías por día, se recomienda que mantenga sus calorías bajo control. Si usted es una mujer ligeramente inactiva, un truco que puede hacer para determinar las calorías diarias necesarias para usted es multiplicar su peso (en libras) por 10. Si usted es relativamente activa, entonces multiplique por 12. Una vez que obtenga el promedio de calorías por día, reduzca por lo menos de 400 a 500 calorías en sus días de ayuno.

4. Carga de nutrientes.

Mantenga sus comidas lo más saludables posible. Carga de proteínas magras, carbohidratos fáciles de quemar, grasas esenciales y vitaminas. Elimine los alimentos procesados y en conserva tanto como sea posible y consuma carnes magras, frijoles, nueces, frutas y verduras, y otras comidas saludables.

5. las cosas simples y fáciles.

Si usted hace que su plan de dieta sea demasiado complejo, al final del día, terminará perdiendo interés debido a lo complicado que es el plan. Haga que las comidas sean sencillas. Usted no tiene que comer gourmet sólo para obtener el máximo valor nutritivo. Usted no tiene que pasar largas horas con la preparación. La mayoría de las mujeres no siguen los planes de dieta porque las comidas toman tiempo para cocinar. Si no puede dedicar más de una hora de su tiempo a preparar sus comidas, entonces es mejor mantenerlas fáciles y sencillas de preparar. Sólo recuerda nunca sacrificar la calidad.

6. Planifique las comidas de antemano.

Planifique sus comidas de antemano. Usted debe preparar sus comidas para mañana de antemano para asegurarse de que no termine tomando decisiones equivocadas en cuanto a los alimentos. También es ideal si puede preparar comidas para el día siguiente el día anterior. Esto le evitará comer comida basura y le ahorrará mucho tiempo.

7. Confirmar.

Algunas mujeres dejan de seguir sus planes de dieta porque sienten que no están logrando nada o quizás ya no pueden mantener su estilo de vida. Si se compromete con sus metas desde el primer día y se disciplina para perdurar hasta el final, entonces le resultará más fácil seguir el plan.

Lidiando con los Obstáculos Comunes de la Dieta

Muchas mujeres que comienzan el ayuno intermitente terminan renunciando al ayuno intermitente. La razón por la que fracasan no es que no puedan superar algunos obstáculos, sino porque no son lo suficientemente serias para hacerlo. Aquí están los ocho obstáculos más comunes de la dieta y cómo puede vencerlos:

1. Salir a comer con la familia o los amigos

Cuando sus amigos o familiares le instan a salir y divertirse, lo más probable es que termine comiendo algo de comida rápida y bebiendo. Si se niega, sus amigas podrían pensar que es grosera o que su familia podría pensar que está arruinando la diversión. Es sólo una cuestión de fuerza, su determinación lo es. Si usted está comprometida con sus planes, podrá encontrar una manera de seguir con su plan sin poner en peligro los momentos divertidos que pasa con sus amigos y familiares. Usted puede programar un día cada semana como amigos o como tiempo de unión familiar. Sólo asegúrese de programar otro día, por lo general al día siguiente, para quemar esas calorías adicionales después.

2. Amor por la comida

Cuando le gusta comer, es muy difícil decirse a sí misma que pare. Pero, debe hacerlo. Sin embargo, esto no significa que al ayunar, usted olvida completamente su amor por la comida. Usted todavía puede comer sus alimentos favoritos, pero sólo en porciones limitadas.

3. Falta de compromiso

Algunas mujeres dejan su dieta porque no pueden comprometerse. Algunas mujeres sólo prueban el ayuno porque es la tendencia. Su amigo lo está haciendo, así que usted también lo hace. Usted no está realmente poniendo su corazón y mente en su dieta, lo que la hace susceptible a dejar de fumar. Si quiere hacer hacer ayuno intermitente, entonces hágalo porque quiere y no sólo porque debe hacerlo.

4. Ocasiones y eventos

Ir a eventos y ocasiones también es otro lugar donde no se puede controlar lo que se come. Sin embargo, eso no significa que se deje ir tampoco. Usted todavía puede comer las comidas servidas, pero asegúrese de controlar lo que está comiendo y en qué cantidad.

5. Demasiado estrés

El estrés es un gran precursor de muchas enfermedades en estos días. También es una de las principales razones por las que la gente pierde motivación. Aprenda a controlar su estrés. Si usted está demasiado estresada en el trabajo, no le importarán mucho sus comidas. A veces termina haciendo atracones emocionales que no son saludables y que hacen descarrilar su progreso. Por lo tanto, dedique tiempo a relajarse y a aliviar el estrés. Correr en el parque es una gran manera de mantener su mente alejada de las cosas. Leer un buen libro también es una buena opción.

6. El cuerpo ideal

La mayoría de las mujeres tienen una idea preconcebida de cómo debe ser el cuerpo ideal de las mujeres. Esta mentalidad afecta en gran medida la manera en que las mujeres deciden cómo deben proceder con sus dietas. Recuerde que cada persona es única. Ser sexy es sólo un término relativo. Recuerde que en la era actual, estar saludable es mucho mejor que ser sexy.

7. Finanzas limitadas

El dinero también puede ser un gran factor cuando se trata de hacer dieta. El dinero no tiene que ser un problema cuando se trata de hacer dieta. De hecho, seguir una dieta debe ser capaz de ayudar a mejorar sus finanzas, ya que usted está reduciendo el consumo de alimentos. Si no puede comprar los ingredientes, hágalos usted misma. Tener un mini jardín no sólo la ayuda a minimizar los gastos, sino que también puede ayudarla a relajarse.

8. Falta de tiempo

Algunas mujeres que siguen una dieta de ayuno intermitente tienen dificultades para seguir adelante debido a la falta de tiempo. Bueno, la falta de tiempo no es el problema aquí. Así es como maneja el tiempo. Si usted puede planear sus comidas correctamente, programar sus horas de ayuno correctamente, entonces no tendrá que lidiar con problemas relacionados con el manejo del tiempo. Modifique su plan hasta que pueda encontrar un horario adecuado que pueda adaptar y seguir fácilmente.

Conclusión

Hay un montón de dietas por ahí que no sirven para nada. El ayuno intermitente es diferente. Está respaldado por años de estudios y ciencia para poder reclamar los beneficios que ofrece. Si usted el ayuno intermitente, mejorará su salud y su vida.

Ya sea que su objetivo sea perder peso, mantener una piel más sana, disminuir el riesgo de desarrollar enfermedades o cualquier otra cosa, el ayuno intermitente puede llevarla a lograr esos objetivos. ¡Este libro que haya disfruta este libro!

Sobre el Co-Autor

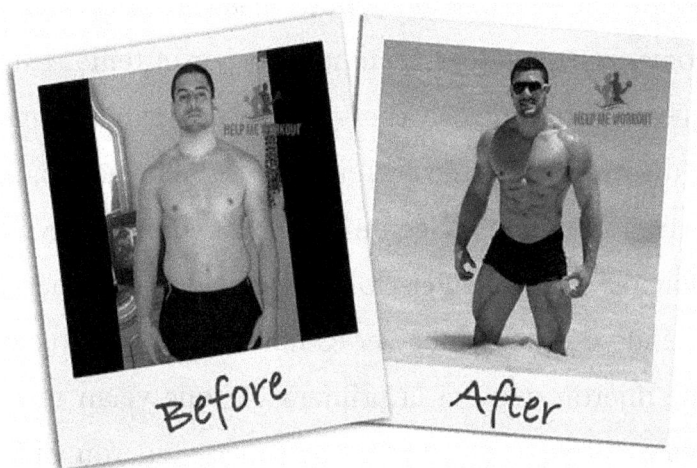

Before   After

Mi nombre es George Kaplo; Soy un entrenador personal certificado de Montreal, Canadá. Comenzaré diciendo que no soy el hombre más grande que conocerá y este nunca ha sido mi objetivo. De hecho, comencé a entrenar para superar mi mayor inseguridad cuando era más joven, que era mi autoconfianza. Esto se debió a mi altura que medía sólo 5 pies y 5 pulgadas (168 cm), me empujó hacia abajo para intentar cualquier cosa que siempre quise lograr en la vida. Puede que usted esté pasando por algunos desafíos en este momento, o simplemente puede querer ponerse en forma, y ciertamente puedo relacionarme.

Después de mucho trabajo, estudios e innumerables pruebas y errores, algunas personas comenzaron a notar cómo me estaba poniendo más en forma y cómo comenzaba a interesarme mucho por el tema. Esto hizo que muchos amigos y caras nuevas vinieran a verme y me pidieran consejos de entrenamiento. Al principio, parecía extraño cuando la gente me pedía que los ayudara a ponerse en forma. Pero lo que me mantuvo en marcha fue cuando comenzaron a ver cambios en su propio cuerpo y me dijeron que era la primera vez que veían resultados reales. A partir de ahí, más personas siguieron viniendo a mí, y me hizo darme cuenta después de tanto leer y estudiar en este campo que me ayudó pero también me permitió ayudar a otros. Ahora soy un entrenador personal certificado y he entrenado a muchos clientes que han logrado conseguir resultados sorprendentes.

Hoy, mi hermano Alex Kaplo (también Entrenador Personal Certificado) y yo somos dueños y operadores de esta empresa editorial, donde traemos autores apasionados y expertos para escribir sobre temas de salud y ejercicio. También tenemos un sitio web de ejercicios en línea llamado "HelpMeWorkout.com" y me gustaría conectarme con usted invitándolo a visitar el sitio web en la página siguiente y registrarse en nuestro boletín electrónico (incluso obtendrá un libro gratis).

Por último, si usted está en la posición en la que estuve una vez y quiere orientación, no lo dude y pregúnteme ... ¡Estaré allí para ayudarle!

Su amigo y entrenador,

George Kaplo

Entrenador Personal Certificado

Consigua otro libro gratis

Quiero agradecerle por comprar este libro y ofrecerle otro libro (largo y valioso como este libro), "Errores de salud y de entrenamiento físico que no sabe que está cometiendo", completamente gratis.

Visite el siguiente enlace para registrarse y recibirlo: www.hmwpublishing.com/gift

En este libro, voy a desglosar los errores más comunes de salud y de entrenamiento físico, probablemente estés cometiendo en este momento, y le revelaré cómo puede llegar fácilmente a la mejor forma de su vida.

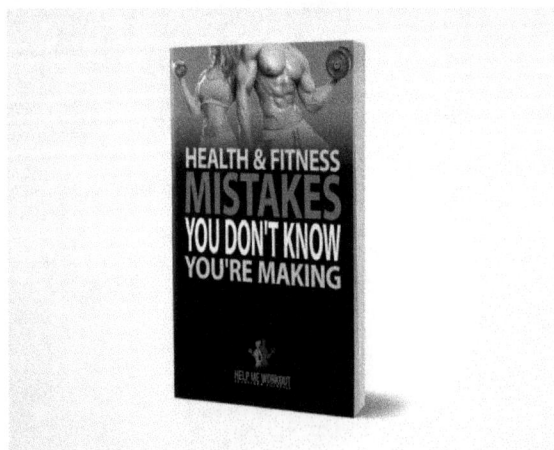

Además de este valioso regalo, también tendrá la oportunidad de obtener nuestros nuevos libros de forma gratuita, participar en sorteos y recibir otros correos electrónicos de mi parte. De nuevo, visite el enlace para registrarse: www.hmwpublishing.com/gift

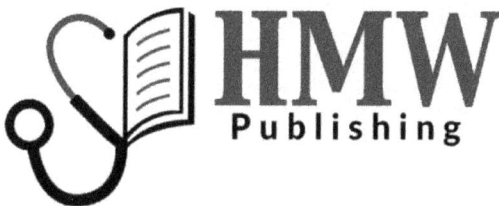

Para obtener más libros visite:

HMWPublishing.com